OPERATION CÉSARIENNE

FAITE

A Paris, le onziéme jour de Juin,

M. DCC. XL.

par M. Soumain

On avertit que la plûpart des Notes qu'on a mises, ne sont que pour expliquer certains termes d'Anatomie & de Chirurgie; qui pourroient ne pas être à la portée de ceux qui liront ce Recit, les personnes de l'Art n'en ayant pas besoin.

RECIT UTILE ET CURIEUX de l'Opération Césarienne faite avec le plus heureux succès le 11e. jour de Juin 1740. à la Demoiselle MARIE-MARGUERITE DESMOULINS, *âgée de trente-six ans, sept mois & vingt-quatre jours, Epouse du Sieur* GASSELIN DUVERGER, *Bourgeois de Paris, demeurant Rue Guénégaud, Paroisse Saint André des Arcs.*

LE recit que nous donnons au Public, est d'autant plus interressant, que l'Opération Césarienne s'est rarement pratiquée sur un Corps vivant, & que Paris n'en fournit aucun exemple : mais le fait dont il s'agit ; singulier en lui-même, le devient encore plus par la structure du Sujet, sur lequel on a fait l'Opération. Le succès n'en étant point dû à un ſeul, (*a*) comme l'ont annoncé dans le tems les Nouvelles à la main, & le Mémoire lû le 14. Juin à la Séance publique de l'Académie de Chirurgie, & comme le rapporte d'une maniere abregée le Mercure de France (*b*). Le but que nous nous propoſons, eſt de rendre à la Chirurgie de Paris le tribut de loüanges qui lui eſt dû, & aux Chirurgiens habiles qui ont travaillé de concert à une ſi grande Opération, qui ont traité la femme pendant tout le tems de ſa couche, & qui l'ont enfin conduite à une parfaite guériſon, toute la juſtice qu'ils méritent.

En 1738. le 7. Octobre, la Demoiſelle Deſmoulins épouſa le Sieur Gaſſelin Duverger. Cette femme mal conformée dans preſque toutes les parties de ſon corps, n'a que trois pieds & un poûce de hauteur, meſure juſte priſe ſur elle-même; la tête n'eſt point difforme, mais l'épine eſt contournée de façon, que les dernieres vertébres des lombes & l'os ſacrum (*c*) ſont ſi près

(*a*) On ſçait que pour une Opération de cette importance, deux mains ne ſuffiſent pas.

(*b*) Du mois d'Août 1740. page 1774.

(*c*) L'extrémité inférieure de l'épine.

du Pubis, que ces os, qui forment en partie le bassin, ne laissent entre eux que deux poûces d'espace, ou de largeur de derriere en devant; la poitrine n'est point absolument mal conformée, elle est assez spacieuse, pour laisser la liberté des fonctions du cœur & des poulmons; les bras sont fort courts, les os des avant-bras très-courbés; les cuisses & les jambes très-courtes: ces dernieres sont courbées en forme de double S Romaine.

Cette femme a l'esprit vif & pénétrant; & toute Rachitique (*a*) qu'elle est, elle a toûjours joüi d'une assez bonne santé, jusqu'au tems qu'elle est devenuë grosse pour la premiere fois.

En 1739. dans le commencement du mois de Juin, étant grosse de six semaines ou environ, & se trouvant au petit Marché du Faux-bourg S. Germain, les Harangeres imaginerent, comme un jeu digne d'elles, de la peloter & se la jetter l'une à l'autre; les suites de ce jeu furent une perte considérable, qui se déclara aussi-tôt. Le Chirurgien ordinaire (*b*) appellé fit

(*a*) Qui a les os rrès-courbés.

(*b*) M. *Souchay*, Chirurgien de Son Altesse Sereníssime Monseigneur le Prince de Conti.

mettre la malade dans son lit, la saigna du bras, & lui pronostiqua, que dans peu de jours elle feroit une fausse couche : dans l'intervalle elle fut encore saignée deux fois du bras, néanmoins la perte continua jusqu'au neuviéme jour, que sortit de la matrice un faux germe de la grosseur d'un œuf de pigeon ; incontinent la perte cessa.

Le même Chirurgien qui connoissoit la mauvaise conformation de la malade, la félicita du bonheur qu'elle avoit eû, dans sa disgrace, de se trouver délivrée d'une mauvaise grossesse; il lui prédit aussi, que si elle devenoit grosse une seconde fois, & que l'enfant vînt à terme, elle n'accoucheroit jamais par les voyes ordinaires, & qu'il faudroit lui ouvrir le côté; il lui conseilla en même tems & à son mari, de ne pas s'exposer à ce danger. Ce conseil ne fut point suivi : elle s'apperçut au mois d'Octobre suivant, qu'elle étoit enceinte pour la seconde fois; la grossesse fut heureuse jusqu'au terme de l'accouchement : alors par le conseil de son Chirurgien, elle choisit M. Soumain pour son Accoucheur ; ce fut le Mardy, septiéme jour de Juin de l'année 1740. que, ſentant des douleurs, elle le fit avertir ; M. Soumain l'ayant examinée & touchée, ne trouva aucune diſpoſition pour l'Accouchement.

Le Mercredy 8. les eaux percerent & s'écoulerent ; l'Accoucheur trouva très-peu de diſpoſition à l'Accouchement, malgré l'écoulement des eaux & la continuation des douleurs : à peine pouvoit-il introduire deux doigts dans l'orifice de la matrice ; il remarqua que le peu d'eſpace qui étoit entre l'os pubis, & l'os ſacrum, empêchoit la dilatation de la matrice.

Le même Accoucheur en communiqua au Chirurgien ordinaire ; celui-ci qui connoiſſoit, comme nous l'avons dit, la mauvaiſe conformation des os du baſſin, aſſura à l'Accoucheur qu'il n'y avoit rien à eſperer par les voyes ordinaires ; que tous ſes efforts ne produiroient rien, & que ce ne ſeroit que par l'Opération Céſarienne qu'on pourroit la délivrer. En conſéquence Meſſieurs Bourgeois, Puzos, Gregoire, Gervais, & Jard, célébres Accoucheurs, furent mandés : ils eurent beau examiner & toucher, il leur fut impoſſible de faire plus d'introduction dans la matrice, que n'en avoit fait le premier Accoucheur ; ils ne purent même toucher ni diſtinguer aucune partie de l'Enfant.

Le Jeudy 9. la malade, après avoir reçu les Sacremens, fut ſaignée du bras.

Les douleurs qu'elle ſouffroit, toutes cruelles qu'elles étoient, n'avancerent rien le Vendredi 10. Le Samedi 11. on ne douta point que l'Enfant ne dût être extrémement preſſé dans la matrice, puiſque le Meconium (*a*) ſortit par le Vagin pendant tout ce jour.

Ces Meſſieurs s'étant aſſemblés de nouveau, & n'ayant pas trouvé la matrice plus dilatée qu'auparavant, ni ſenti aucune partie de l'Enfant, quoiqu'on eût fait mettre la malade dans toutes les ſituations convenables à cet effet ; ils conclurent, que dans cette extrêmité, pour ſauver la vie de l'Enfant, même avec eſperance de ſauver celle de la Mere, il n'y avoit point d'autre parti à prendre, que d'en venir à l'Opération Céſarienne.

L'Opération fut propoſée au mari, à la femme & aux aſſiſtans ; tous y conſentirent.

Le même jour, à dix heures du ſoir,

(*a*) Les excrémens.

Messieurs les Chirurgiens s'assemblerent au nombre de dix, pour faire l'Opération, avant laquelle ils trouverent à propos de dresser un Procès verbal, ou une Consultation écrite & signée d'eux tous : nous la transcrivons telle qu'elle est.

„ Nous Chirurgiens Jurés à Paris, „ étant assemblés pour procéder à l'accouchemant d'une femme, d'une „ conformation toût-à-fait irreguliére, „ & ayant jugé après un mûr examen, „ qu'il étoit d'une impossibilité physi- „ que & absoluë de tirer l'Enfant par les „ voyes ordinaires, sommes convenus „ que, pour sauver la vie de l'Enfant, „ même avec esperance de sauver celle „ de la Mere, il falloit nécessairement „ pratiquer l'Opération Césarienne, sans „ quoi l'un & l'autre se trouvoient in- „ dubitablement exposés à périr : & „ c'est sur ces raisons que nous nous „ sommes déterminés à en venir à cette „ Opération, à laquelle la femme, le „ mari, & les assistans ont consenti, & „ avons signé le Présent. Délibéré à „ Paris l'onziéme jour de Juin 1740. „ Signés, *Bourgeois*, *Puzos*, *Souchay*, „ *Soumain*, *Verdier*, *Gervais*, *Gregoire*, „ *Jard*, *Chauvin*, *La Fitte*.

Cette sage précaution prise, on prépara l'appareil, & les instrumens nécessaires.

L'appareil consistoit en deux compresses épaisses d'un bon poûce, larges de deux travers de doigts, & longues de plus d'un demi pied chacunes, pour mettre aux côtés des lévres de la playe, & les maintenir approchées, une compresse quarrée, une ventriére (*a*), la serviette ou bandage de corps, le scapulaire, & le vin chaud.

Les instrumens consistoient en un bistouri mi-courbe, une paire de ciseaux, une sonde crénelée fermée par le bout, des aiguilles courbes enfilées d'un fil ciré en plusieurs doubles pour la gastroraphie (*b*).

Comme plusieurs mains ont agi de concert, pour opérer plus promptement, & que l'Opération n'a pas été faite par un seul Chirurgien, mais par plusieurs, nous ne dirons point la part que chacun d'eux peut en revendiquer; nous rapporterons simplement, pour l'instruction des Chirurgiens qui pourroient se trouver dans un cas semblable,

(*a*) C'est une grande compresse qui sert à couvrir tout le ventre.

(*b*) Suture ou couture du ventre.

de quelle maniere l'Opération a été faite.

On mit la femme ſur le dos, au bord de ſon lit, & de façon que la tête & la poitrine étoient modérément élevées : on choiſit le côté gauche du ventre, pour faire l'inciſion, parce que la matrice étoit plus portée de ce côté, à cauſe d'une tumeur ſchireuſe, que le Chirurgien ordinaire avoit remarqué au côté droit du ventre, & qui avoit obligé la matrice, joint à ſon poids, de ſe placer du côté gauche, ce qui devoit rendre l'Opération plus favorable, & & la ſortie de l'Enfant plus facile.

Pour proceder à l'inciſion, on traça avec une plume & de l'encre la route que devoit tenir le Biſtouri ; on tira une ligne (*a*) à la hauteur & à quatre travers de doigts latéralement de l'ombilic (*b*) ; on la continua le long du ventre, juſqu'à deux travers de doigts audeſſus du pubis ; de façon que cette ligne,

(*a*) La ligne ne fut pas ſeulement tirée pour borner l'inciſion ; elle le fut encore pour que l'ouverture ſe trouvât dans la partie ſuperieure au-deſſous des attaches du Placenta, & dans l'inferieure au-deſſus du col de la matrice, & cela, pour éviter les vaiſſeaux qui communiquent d'un côté avec le Placenta, & de l'autre ceux qui entrent dans la matrice.

(*b*) Le nombril.

ſituée à côté du muſcle droit directement ſur le grand & petit oblique & tranſverſal (*a*), avoit un bon demi pied de longueur: cette meſure priſe, on porta la pointe du Biſtouri à la partie ſuperieure de la ligne, & on inciſa la peau, la graiſſe, les muſcles, & le péritoine (*b*) juſqu'au bas de la ligne; l'inciſion de ces parties ne donna pas une demie palette de ſang.

Le ventre étant ouvert, l'épiploon (*c*) & les inteſtins ſe préſenterent; ils furent retenus par les mains d'un Confrere, à la partie ſuperieure de la playe; pour lors on découvrit facilement la matrice, elle ſe préſenta à la playe du ventre; & comme il s'agiſſoit d'en faire l'ouverture, on obſerva, que n'étant pas poſſible de juger de l'épaiſſeur de la ſubſtance de la matrice, il ne falloit pas y porter le tranchant de l'inſtrument, comme on avoit fait au ventre, parce qu'on riſqueroit de bleſſer l'Enfant, qu'il falloit agir comme dans l'Opération du Bubonocel (*d*). Deux Con-

(*a*) Muſcles ou parties charnues du bas ventre.

(*b*) Membrane qui tapiſſe l'interieur du bas ventre.

(*c*) Membrane ou toile graiſſeuſe qui flotte ſur les inteſtins.

(*d*) Hernie ou Deſcente.

freres, l'un d'un côté, l'autre de l'autre pincerent donc la matrice (*a*) à sa partie presque supérieure & latérale, avec le doigt indicateur & le poûce, & dans le milieu de l'endroit pincé on fit une incision à permettre l'entrée de la sonde crénelée, qu'on introduisit dans la matrice entre l'Enfant & la paroi intérieure de la matrice : on glissa dans la crénelure de la sonde la pointe du bistouri, & on continua l'incision de la matrice jusqu'à l'angle inférieur de la playe du ventre; aussi-tôt les deux lévres de la playe de la matrice s'écarterent de façon, que l'enfant parut à découvert en présentant les fesses; il étoit situé dans la matrice transversalement, la tête & les pieds vers le côté droit de la mere.

On observa que l'incision de la matrice ne donna pas une seule goute de sang, qu'il n'en sortit qu'une matiere laiteuse & en petite quantité, & que les membranes de la matrice n'avoient pas une ligne d'épaisseur.

Pour faire l'extraction de l'Enfant, on glissa les mains dans la matrice (*b*),

(*a*) Il étoit aisé de pincer la matrice, puisque les eaux étoient écoulées, & que l'Enfant avoit rendu le Mecovium pendant tout le jour

(*b*) Par la playe du ventre & de la matrice.

une de chaque côté de l'Enfant, & on le dégagea de maniere, qu'on le tira par les pieds, & très-vivant (*a*); après l'avoir couché sur le lit de la mere, & sur le côté, on l'ondoya, & on fit la ligature du cordon. Pendant ce tems, pour accelerer la sortie de l'arriere-faix (*b*), un Confrere porta la main dans la matrice ; & le détacha : aussitôt qu'il fut tiré, il survint une nappe de sang assez considérable ; mais la matrice étant déchargée du volume de l'Enfant & du placenta, se contracta de maniere qu'elle fit cesser l'hémorragie, & qu'elle n'occupa que l'étenduë ordinaire dans les Accouchemens les plus favorables. La femme étant délivrée, on fit sur le champ la gastroraphie : pour cet effet on approcha les deux lévres de la playe du ventre ; on fit trois points de suture, sçavoir un vers l'angle superieur de la playe, un au milieu, & un autre vers l'angle inferieur ; on appliqua aux côtez des lévres de la playe deux compresses longuettes & épaisses,

(*a*) Ce qu'on aura peine à croire, c'est la longueur du corps de cet Enfant, qui étoit de deux pieds ou environ.

(*b*) Arriére-faix ou placenta, c'est le délivre.

par dessus une compresse quarrée trempée dans le vin chaud, aussi-bien que les précedentes, & la ventriére. Tout cet appareil fut soûtenu par la serviette ou bandage de corps.

On situa l'accouchée de façon qu'elle étoit plus inclinée du côté gauche, afin de donner de la pente & plus de facilité au sang, épanché dans la cavité du ventre, de sortir par la playe.

L'effet suivit comme on l'avoit prévû,

La femme soutint avec beaucoup de courage (*a*) l'opération qui ne dura que six minutes, pendant laquelle il ne lui arriva aucune foiblesse ; seulement, après que l'appareil fut appliqué, il survint une sincope & un vomissement. On fit revenir l'accouchée de son évanoüissement, en lui faisant avaler un verre de vin.

La nuit se passa sans qu'il arrivât aucun accident ; le sang qui pouvoit être

(*a*) Elle avoit tant de courage, qu'elle donnoit elle-même les épingles à celui qui attachoit l'appareil ; il s'en trouva une entre autres qui étoit tortuée, elle la redressa. Depuis sa guérison on a sçu d'elle-même, que les douleurs qu'elle avoit souffertes inutilement pour accoucher, avoient été beaucoup plus vives & moins supportables que celles qu'elle avoit senties dans l'Opération.

épanché dans la cavité du ventre, sortit par la playe, & les vidanges coulerent beaucoup par la vulve.

Le jour suivant 12. de Juin, (a) on observa que les lévres de la playe du ventre étoient très bien réunies, & ne donnoient plus de sang, que les vidanges continuoient par la voye ordinaire, & que les urines sortoient librement.

Ce même jour on pansa la playe avec un simple plumaceau couvert de baume d'arcéus, & on trempa les compresses dans une embrocation faite avec le vin & l'huile rosat mêlés & boüillis ensemble. On prescrivit à l'accouchée un régime fort exact; elle n'usoit pour toute nourriture, que du boüillon fait avec le bœuf & le veau, & pour boisson une eau de schien-dent.

Ce même jour la fievre survint; en conséquence on opina pour la saignée du bras : mais comme on observa que les vidanges avoient leurs cours, on jugea sagement qu'il ne falloit point faire la saignée; en effet si elle avoit été nécessaire, ce n'auroit été que dans

(a) A sept heures du soir l'Enfant fut porté à Saint André des Arcs, pour y recevoir les cérémonies du Batême, ayant été ondoyé, comme nous l'avons dit.

le cas de suppression des vidanges ; & dans ce cas-là même, peut-être auroit-il fallu faire la saignée du pied.

On prit donc le parti de laisser agir la nature.

Le 13. de Juin, second jour de l'opération, on trouva l'accouchée en assez bon état ; la fievre modérée, les vidanges coulant toûjours, on pansa la playe comme le jour précédent. Mais à dix heures du soir, ce même jour le Chirurgien ordinaire qui demeuroit près de l'accouchée, & qui en avoit un soin particulier, la trouva dans de grandes agitations, le poûx fort élevé, la respiration fréquente, se plaignant de douleurs de coliques, & de tranchée dans le ventre ; & comme l'évacuation des vidanges continuoit, il jugea que ces accidens provenoient d'une autre cause, & qu'ils n'étoient occasionnés que parce que l'accouchée n'avoit point été à la selle depuis l'opération ; qu'il y avoit quelques matieres dans le canal intestinal, qui causoient tous ces desordres, & qu'il étoit nécessaire d'évacuer.

Il lui fit donner un lavement d'eau chaude & de trois cuillerées d'huile d'olive ; ce lavement produisit tout l'effet qu'on en pouvoit attendre, l'évacuation qui se fit d'une matiere bilieuse & de plusieurs crotins, la soulagea au point qu'elle s'endormit peu de tems après. Elle reposa jusqu'à cinq heures du matin, qu'elle fut obligée d'aller au bassin, où elle fit une seconde évacuation de matiere bilieuse.

Le 14. de Juin, troisiéme jour de l'opération, le conseil étant assemblé, on trouva l'accouchée presque sans fiévre, le ventre très mollet, & la playe en bon état, on la pansa comme le jour précédent; on observa qu'elle avoit été plusieurs fois au bassin, que les vidanges couloient à l'ordinaire, qu'il étoit sorti par la vulve plusieurs caillots de sang, & qu'enfin les urines passoient librement.

Le 15. de Juin, quatriéme jour de l'opération, on trouva que la fiévre du lait étoit survenuë pendant la nuit, cette fiévre n'eut aucune suite fâcheuse, parce que les évacuations, par les selles & par la vulve, continuoient heureusement : pour les entretenir, on faisoit prendre de tems en tems à l'accouchée quelques cuillerées d'huile d'amandes douces, & on ajouta à l'eau de chien-dent le sirop violat.

Le bouillon, comme nous l'avons

dit, étoit fait avec le bœuf & le veau ; on a continué le même bouillon jusqu'au dix-septiéme jour de l'opération qu'on ajoûta la volaille : on fut très-attentif à faire observer à l'accouchée un regime très exact pendant le traitement, & sur-tout à entretenir les évacuations.

Le 16. de Juin, cinquiéme jour de l'opération, on observa que les selles étoient non seulement bilieuses, mais beaucoup plus laiteuses ; & c'est en conséquence de ces évacuations, que la fiévre du lait ne continua pas au plus vingt-quatre heures : on trouva la playe en pleine suppuration, on la pansa simplement, comme à l'ordinaire.

On observa, les jours suivans, que la matrice expulsoit par la vulve des caillots de sang, que l'accouchée se trouvoit extrémement soulagée lorsqu'ils étoient sortis ; mais ce qui a beaucoup contribué à sa guérison, c'est la liberté du ventre, & l'écoulement des lochies pendant le tems de la couche.

L'évacuation qu'on appelle vulgairement l'écoulement du lait par la vulve, qui arrive à la suite des couches pendant les six semaines, s'est très bien faite.

En un mot on a observé qu'il n'est

ſurvenu aucun accident différent de ceux qui arrivent aux femmes accouchées par les voyes ordinaires.

A l'égard de la playe du ventre, on la trouvoit de jour en jour en meilleur état auſſi-bien que le ventre, qui devenoit molet de plus en plus : on s'eſt toûjours ſervi, pour panſer la playe, du ſeul plumaceau couvert de baume d'arcéus, juſqu'au vingtiéme jour de l'opération, & on avoit coupé les trois points de ſuture les 16. 17. & 18e. jours de l'opération, parce qu'on trouva la playe parfaitement réunie.

Après le vingtiéme jour de l'opération, pour accélérer la cicatrice, on ſe ſervit d'un plumaceau trempé dans le vin miellé, l'appareil à l'ordinaire. Ces panſemens ſimples ont ſi bien réüſſi, que la playe a été entierement cicatriſée le 13. de Juillet, trente-deuxiéme jour de l'opération, & la femme parfaitement guerie.

On eut ſoin d'appliquer un bandage ſur la cicatrice du ventre, afin d'éviter la hernie ventrale. (*a*)

Enfin la femme eſt encore mainte-

(*a*) Ou deſcente qui arrive à la ſuite des playes du ventre.

nant pleine de vie, ſans incommodité, & dans une ſanté parfaite.

A l'égard de l'enfant, peut-être ſera-t'on curieux de ſçavoir ce qu'il eſt devenu.

Quoique cet enfant fût très-bien conformé, & qu'une femme de ſix pieds de hauteur n'en eût pas produit un plus fort ni plus grand, il n'a cependant vêcu que dix jours ; il n'eſt mort au reſte que par la faute de la Nourrice.

Le cinquiéme jour de ſa naiſſance, l'enfant ſe trouva conſtipé de façon, qu'il ne rendoit point les excrémens ; d'où s'enſuivit la rétention d'urine : La Nourrice n'eut la précaution, ni d'appeller du ſecours, ni de faire avaler à cet enfant quelques cuillerées d'huile d'amandes douces, pour faciliter la ſortie des matiéres. La rétention des excrémens occaſionna la tention & l'inflammation du ventre, & l'enfant mourut le dixiéme jour de ſa naiſſance ; circonſtances que nous avons appriſes du Nourricier même.

Les deux piéces que nous allons tranſcrire prouveront de la maniére la plus autentique, ce que nous avons avancé par rapport au tems qu'a vêcu l'enfant.

EXTRAIT DES REGISTRES de la Paroiſſe S. André des Arcs, à Paris.

» Le Dimanche douze de Juin mil » ſept cent quarante, a été baptiſé Marc » Louis, né le jour précédent, fils de » Louis Gaſſelin Duverger, Bourgeois » de Paris, & de Marie Marguerite Deſ- » moulins ſon épouſe, de cette Paroiſſe, » ruë Guénégaud. Le Parein, Marc » Pinard, Bourgeois de Paris. La Ma- » reine, Anne Françoiſe Gille, épouſe » de Jacques Bénigne Vinſlou, *ſouſſi- » gnez*, Pinard, Anne Françoiſe Gille, » Gaſſelin Duverger. Hillaire.

» Lequel Extrait, je ſouſſigné, Prêtre, » Docteur de Sorbonne, & Vicaire de » la ſuſdite Paroiſſe, certifie véritable » & conforme à ſon original. A Paris » le Mardi 12. Juillet 1740. *Signé*, » Le Secq, *avec paraphe*.

EXTRAIT DES REGISTRES des Baptêmes, Mariages & Inhumations faits en la Paroiſſe de Notre-Dame de Villecreinne en Brie, Diocéſe de Paris, comme il ſuit.

» Marc Louis, fils du Sr. Gaſſelin » Duverger, Bourgeois de Paris, y de- » meurant ruë Guénégaud, Paroiſſe S. » André des Arcs, & de Marie-Margueri- » te Deſmoulins ſon épouſe, étant mort » en nourrice le vingtiéme jour de Juin » de l'an mil ſept cent quarante, chez » Jean Gaulois, Vigneron, demeurant » à Cercay, Paroiſſe de Villecreinne, a- » gé de dix jours, a été inhumé ce même » jour dans le Cimetiére dudit lieu par » Nous Prêtre, Curé ſouſſigné, en pré- » ſence dudit Jean Gaulois, & de Do- » minique Gerard, Maître d'Ecole, » ſouſſignez.

» Le préſent Extrait a été délivrê con- » forme à l'Original le 20. jour de Juin » 1740. par Nous Prêtre, Curé de » Villecreinne. *Signé*, Hoüiſtel.

EXTRAIT DES REGISTRES

des Baptêmes, Mariages et Inhumations faits en la Paroisse de Notre-Dame de [illegible] en [illegible], Diocèse de Paris, [illegible]

« Marie Louise, fille du Sr [illegible] Duverger, Compagnon du [illegible], demeurant rue [illegible], Paroisse S. André des Arcs & de Marie-Marguerite [illegible] son épouse, est décédée en nourrice le cinquième jour de Juin de l'an mil sept cent quarante, chez [illegible] demeurant au [illegible], Paroisse de [illegible], âgée de [illegible] jours, & inhumée le même jour dans le Cimetière de ce lieu, par Nous Prêtre Curé soussigné, en présence de [illegible] & de Dominique [illegible], Maître d'École, soussignés.

[illegible] conforme [illegible] jour de [illegible] par Nous Prêtre Curé de [illegible] Houdé.

www.ingramcontent.com/pod-product-compliance
Lightning Source LLC
LaVergne TN
LVHW050509160826
845677LV00003B/1038